چرا باید میوه بخوریم

نویسنده : لیلا کیانی
تصویرگر: فرح فاطمی

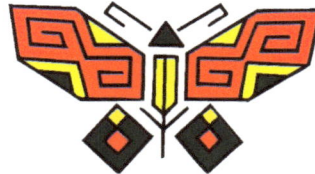

Bahar Books

www.baharbooks.com

Kiani, Leila

      Why We Should Eat Fruits (World of Knowledge Series) Persian-Farsi Edition / Leila Kiani

ISBN-10: 1939099153

ISBN-13: 978-1939099150

Copyright © 2013 by Bahar Books, LLC.

Published by Bahar Books, White Plains, New York

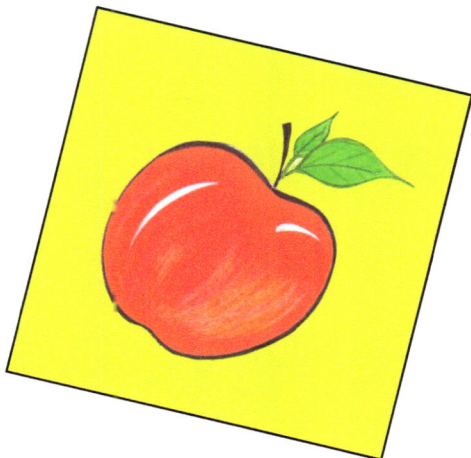

کتابی که در دست شماست، یکی از کتاب های مجموعه ی "دنیای دانش" است. هدف این مجموعه، آشنا کردن کودکان و نوجوانان با موضوعات گوناگون علمی به زبان فارسی ست. در نگارش این کتاب ها سعی بر آن بوده است که واژه های فارسی به کار گرفته شده، تا حد امکان ساده باشند و واژه های ناآشنا در متن تکرار شوند تا کودکان و نوجوانان، همزمان با یادگیری موضوعی علمی، محدوده ی شناخت خود با واژه های تازه ی فارسی را نیز وسعت بخشند.

واژه های ناآشنا در متن با رنگ قرمز مشخص شده اند و معادل انگلیسی آنها در پایان کتاب، زیر عنوان "واژه نامه" و با ذکر شماره ی صفحه ها آمده اند.

کتاب "چرا باید میوه بخوریم" ، درباره ی فایده های میوه هاست و خواننده را با ویتامین ها و مواد معدنی موجود در میوه ها آشنا می کند.

چرا باید میوه بخوریم

میوه ها مَوادی دارند که برای سَلامَتیِ ما لازِم هستند.

این مَواد بدنِ ما را قَوی می کنند و نمی گذارند زیاد مَریض شویم.

این مَواد کمک می کنند که اگر جایی از بدنِ ما زَخم شد، زَخم های ما سَریع تر خوب شوند.

مَوادی که در میوه هاست کمک می کنند که ما بتوانیم خوب ببینیم، خوب بشنویم، خوب بو بکشیم، از مَزه ی غَذاهای خوشمَزه لِذّت ببریم و پوستِ سالِم و شاداب داشته باشیم.

میوه ها سَرشار از **ویتامین ها** و **مَوادِ مَعدَنی** هستند.

ویتامین های مُهِم (essential vitamins)

ویتامین A (vitamin A)

ویتامین A به سلامَت و شادابیِ پوست، مو و ناخُن های ما کمک می کند. هَمچِنین **ویتامین A** باعِث می شود که چَشم های ما در تاریکی بهتر ببینند.

ویتامین های گروه B (B vitamins)

بدنِ ما به تَمامِ **ویتامین های گروه B** اِحتیاج دارد تا بتواند از اِنرژیِ غذاهایی که می خوریم اِستِفاده کند . **ویتامین های گروه B** باعِث می شوند که ماهیچه های بدنِ ما قَوی شوند. بدنِ ما برای خونسازی به **ویتامین های گروه B** نیاز دارد.

۵

ویتامین C (vitamin C)

ویتامین C سیستمِ ایمِنیِ بدنِ ما را قَوی می کند و کمک می کند که ما کمتر سرما بخوریم. **ویتامین C** باعِث می شود که زَخم های ما زودتر خوب شوند و پوستِ سالِم و شَفاف داشته باشیم.

ویتامین D (vitamin D)

ویتامین D باعِث می شود که بدنِ ما بتواند **کلسیُم** را بهتر جَذب کند و اُستُخوان های ما قَوی و مُحکم باقی بمانند.

ویتامین E (vitamin E)

ویتامین **E** برای بدنِ ما مِثلِ آنتی اُکسیدانت عَمَل می کند.

آنتی اُکسیدانت ها، از بدنِ ما در مُقابلِ مَوادِ زیان آوَری که مُمکن است به سِلول های ما آسیب برسانند، مُحافِظَت می کنند.

ویتامین **E** نمی گذارد که آلودِگیِ هوا، دودِ سیگار و مَوادِ شیمیاییِ سَرَطان زا به بدنِ ما آسیب برسانند.

ویتامین K (vitamin K)

اگر جایی از بدنِ ما زَخم شود و خون بیاید، **ویتامین K** کمک می کند که خونریزی زَخمِ ما بَند بیاید.

۷

مَوادِ مَعدَنی مُهِم (essential minerals)

کلسیُم (calcium)

کلسیُم ماده ای ست که باعِث می شود ما اُستُخوان ها و دندان هایِ مُحکم داشته باشیم. ۹۹ درصَدِ **کلسیُم** غذاهایی که ما می خوریم در اُستُخوان ها و دندان هایِ ما ذَخیره می شود.

پُتاسیُم (potassium)

پُتاسیُم برای قَوی شدنِ ماهیچه های بدن لازم است و باعِث می شود که قلب کارش را دُرُست اَنجام بدهد.

مَنیَزیُم (magnesium)

مَنیَزیُم کمک می کند که ضَرَبانِ قَلبِ ما مُنَظّم باشد و بدنِ ما برای حَرِکت کردن، اِنرژیِ کافی داشته باشد.

آهن (iron)

بدنِ ما برای خونسازی به **آهن** اِحتیاج دارد. **آهن** کمک می کند که اُکسیژنِ هَوا به راحَتی به تَمامِ سِلول های بدنِ ما برسد.

فسفر (phosphorous)

فسفر برای سَلامَتیِ اُستُخوان ها و دندان ها لازم است، هَمینطور کمک می کند که بدنِ ما اِنِرژیِ اِضافه اش را ذَخیره کند.

روی (zinc)

روی کمک می کند که بدنِ ما خوب رُشد کند و زَخم های بدنِ ما زودتر خوب شوند.

سیب (APPLE)

سیب میوه ای خوشمَزه و خوشبوست.

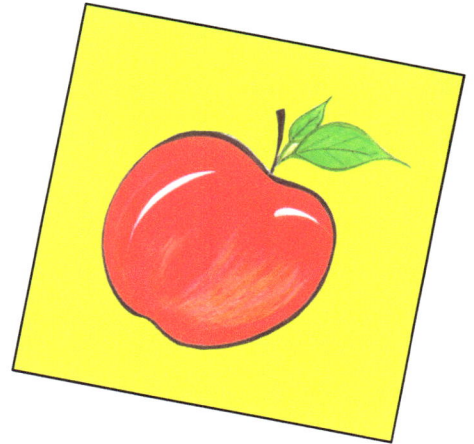

سیب سَرشار از **ویتامین A** و **ویتامین C** است. **ویتامین C** باعِث می شود که سیستِمِ ایمِنیِ بدنِ ما قَوی شود و ما کمتر سرما بخوریم.

ویتامین A کمک می کند که چَشم های ما بهتر ببینند.

سیب **کلسیُم** دارد که اُستُخوان ها و دندان های ما را مُحکم می کند. سیب مَنبَعِ خوبی از **پُتاسیُم**، **فسفر** و **آهن** است که هَمِگی از مَوادِ مَعدَنیِ لازم برای بدن هستند.

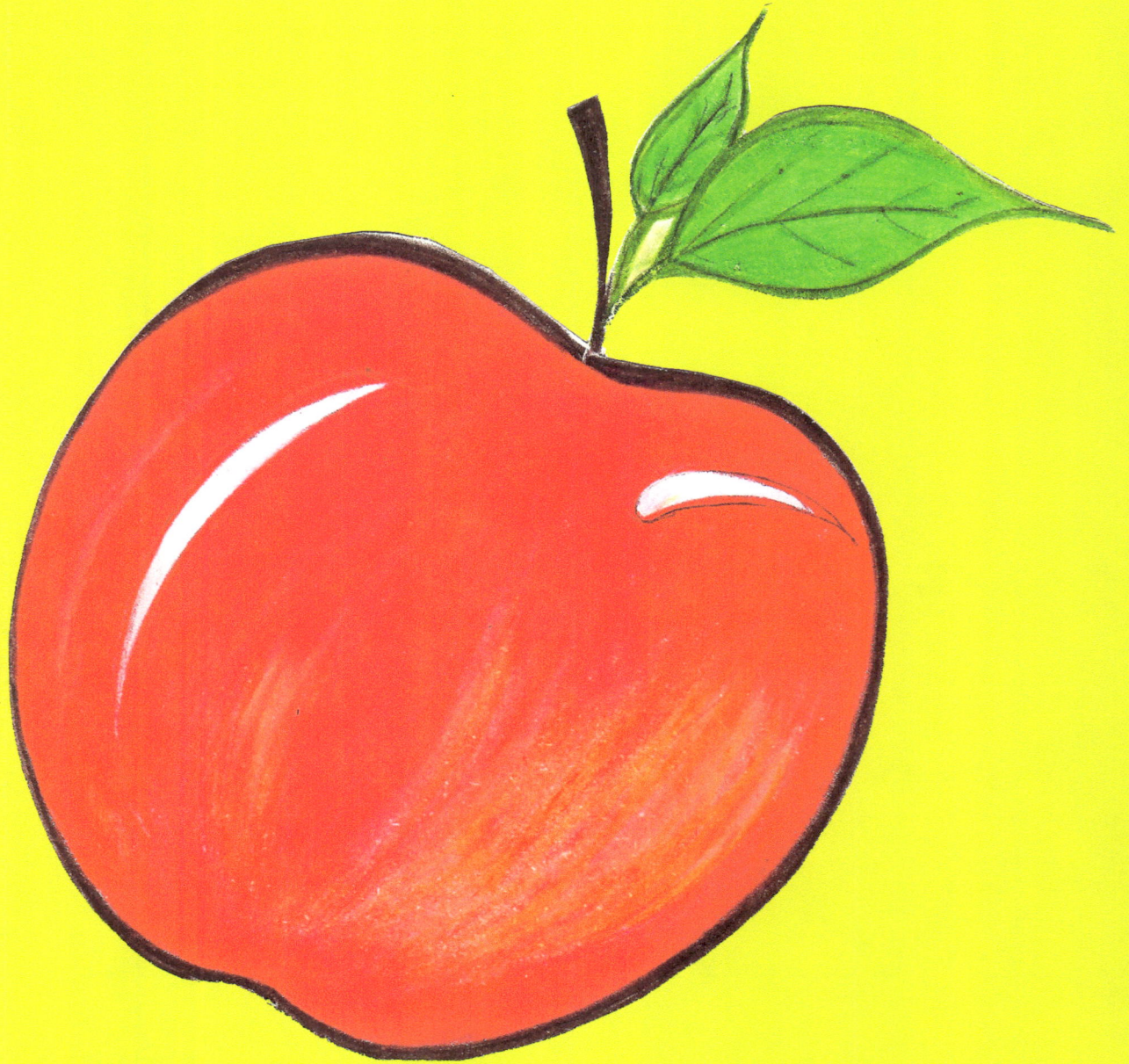

گلابی (PEAR)

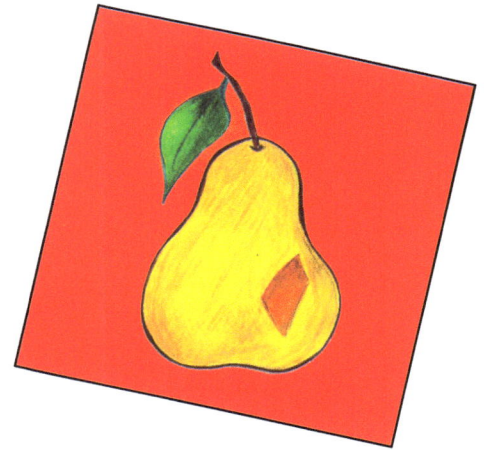

گلابی میوه ای تُرد و شیرین است.

گلابی مَنبَعِ بسیار خوبی از **ویتامین C** است.

ویتامین C نمی گذارد بدنِ ما ضَعیف شود و
ما زود مَریض شویم. گلابی هَمچِنین **ویتامین K** دارد که برای بَند
آمدنِ خونریزیِ زَخم های ما بسیار لازم است.

گلابی سَرشار از **ویتامین های گروه B** است که پوستِ ما را شاداب
و شَفاف می کنند.

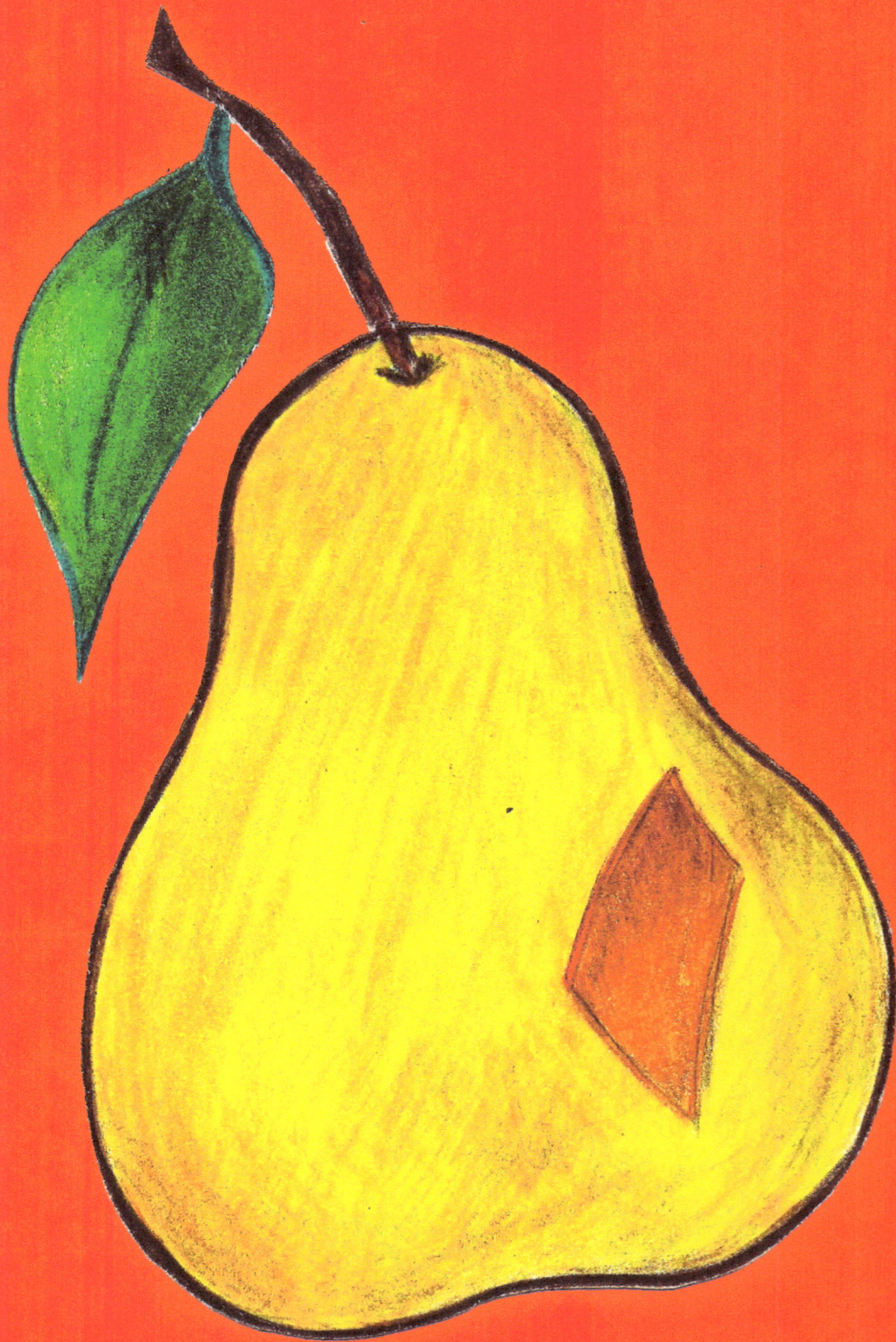

گیلاس (SOUR CHERRY)

گیلاس میوه ای خوش طَعم است که سَرشار از **آنتی اُکسیدانت** هاست.

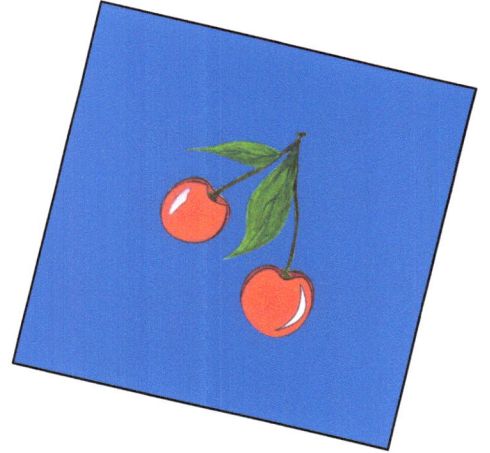

آنتی اُکسیدانت ها از بدنِ ما در مُقابِلِ بیماری های خَطَرناکی مِثلِ سَرَطان مُحافِظَت می کنند.

گیلاس مَنبَعِ خوبی از **ویتامین C** و **ویتامین A** است. **ویتامین C** کمک می کند که زَخم های ما زود خوب بشوند و **ویتامین A** باعِث می شود که چَشم های ما در شب بهتر ببینند.

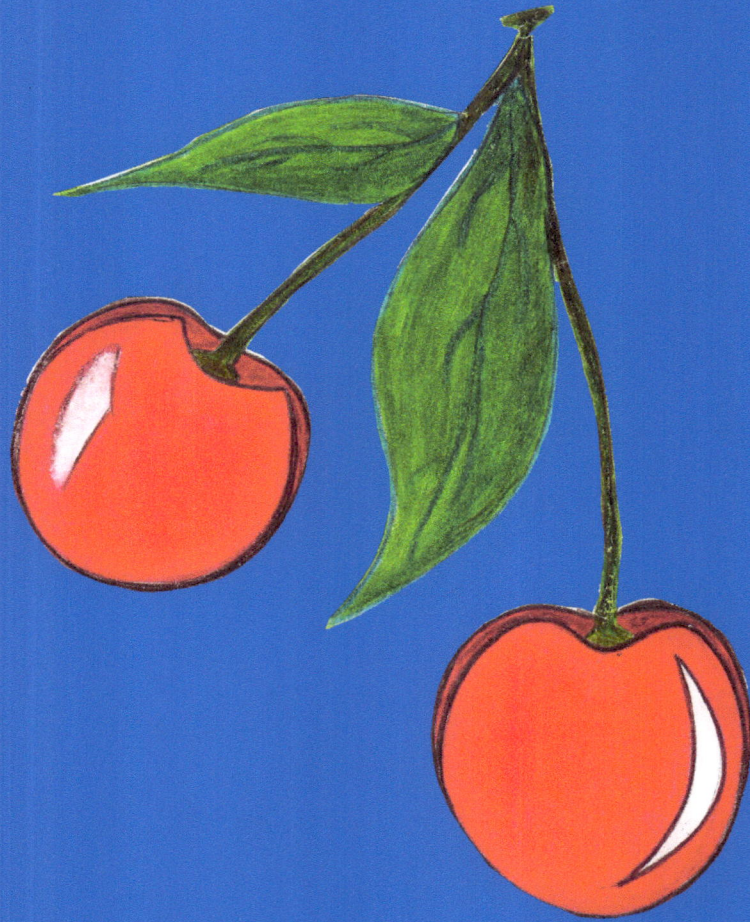

پرتقال (ORANGE)

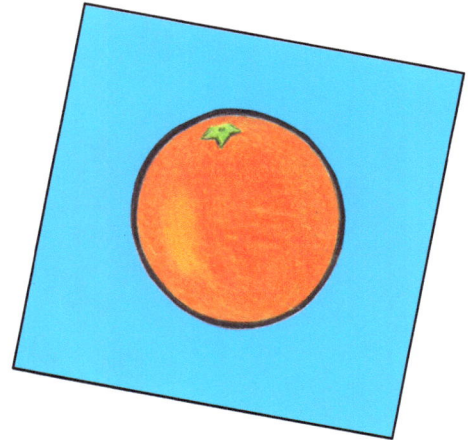

پُرتِقال میوه ای آبدار و شیرین است.

مُهِم ترین ویتامینِ پُرتِقال، **ویتامین C** است.

ویتامین C بدنِ ما را در مُقابِلِ سَرماخوردِگی قَوی می کند.

پُرتِقال مَنبَعِ بسیار خوبی از **آنتی اُکسیدانت** هاست. **آنتی اُکسیدانت** ها نمی گذارند که مَوادِ شیمیایی در غَذاها و در هَوا به بدنِ ما آسیب برسانند.

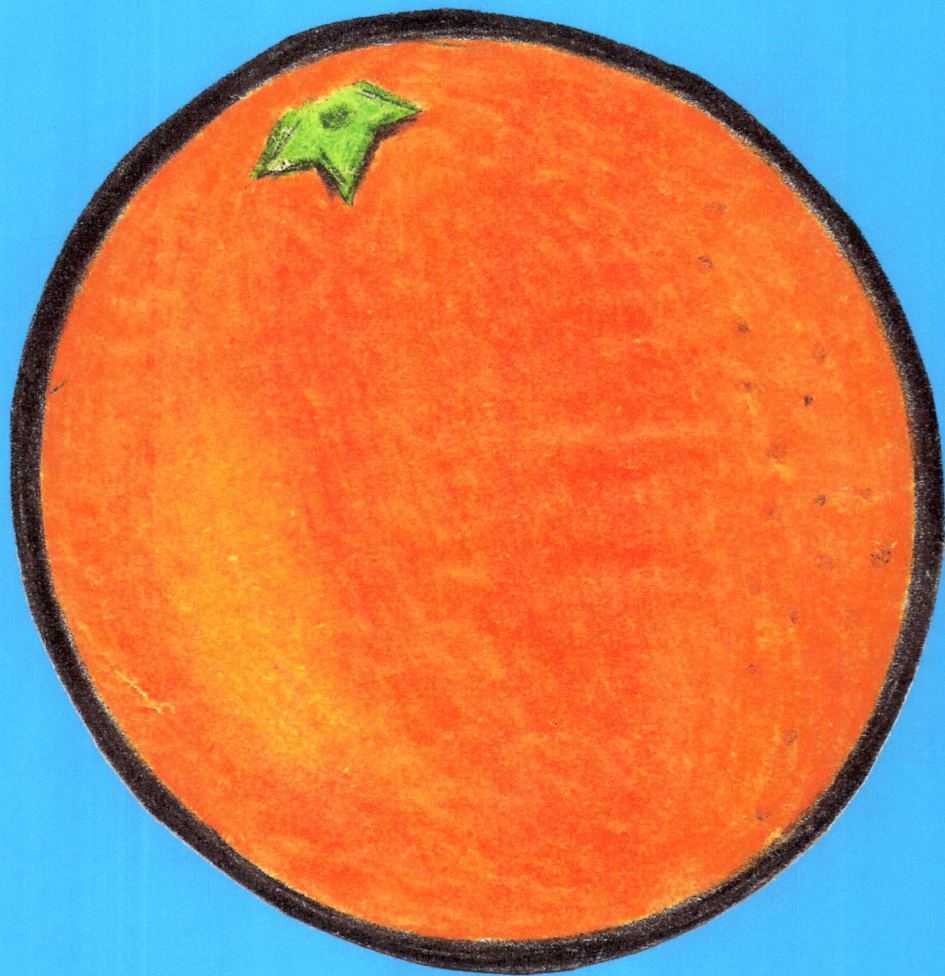

موز(BANANA)

موز میوه ای نرم و خوشمَزه است.

این میوه سَرشار از اِنرژی است.

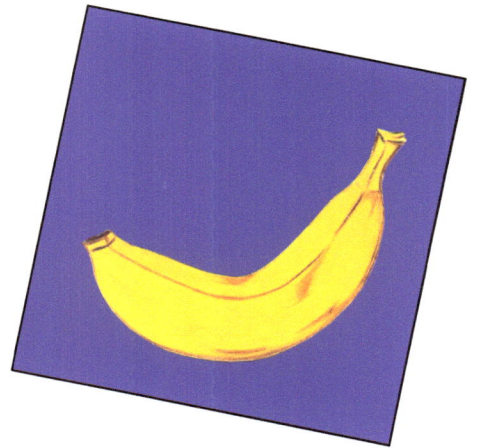

خوردنِ موز به بدنِ ما نیرو می دهد تا بتوانیم بدویم و بازی کنیم. موز مَنبَعِ بسیار خوبی از **پُتاسیُم** است که به قَوی شدنِ ماهیچه ها و قلب ما کمک می کند.

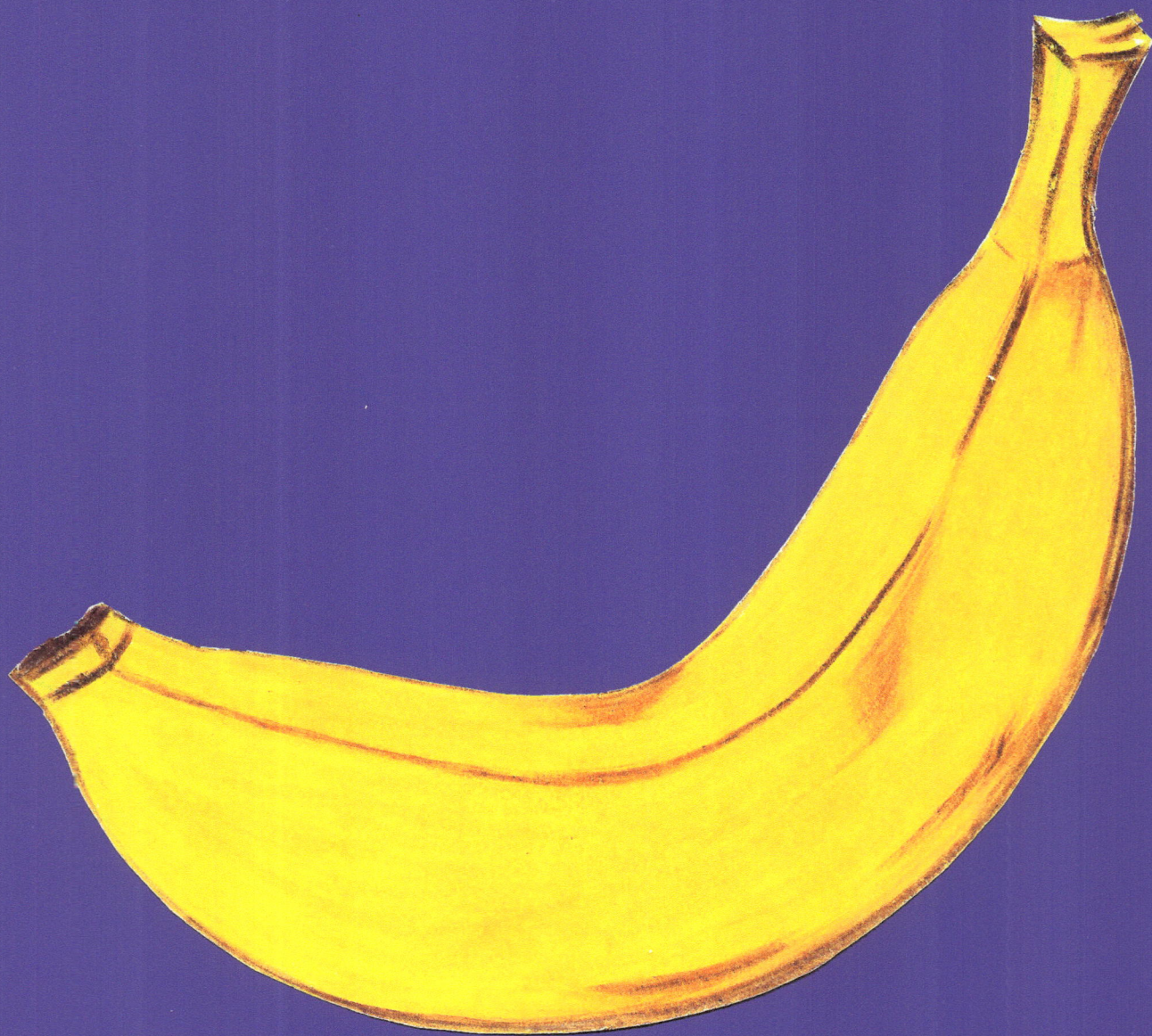

توت فرنگی (STRAWBERRY)

توت فَرَنگی میوه ای خوش طَعم و خوشرَنگ است.

رَنگِ قِرمِزِ توت فَرَنگی به خاطِرِ آنتی اُکسیدانتِ آن است.

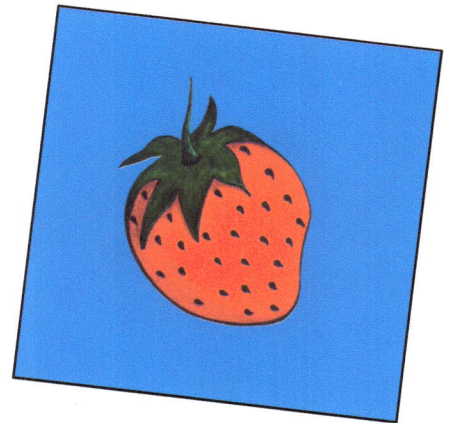

خوردنِ این میوه، بدنِ ما را در مُقابِلِ بیماری های خَطَرناک، قَوی می کند. توت فَرَنگی **ویتامین C** بسیار زیادی دارد که برای سَلامَت و شادابیِ پوستِ ما لازم است.

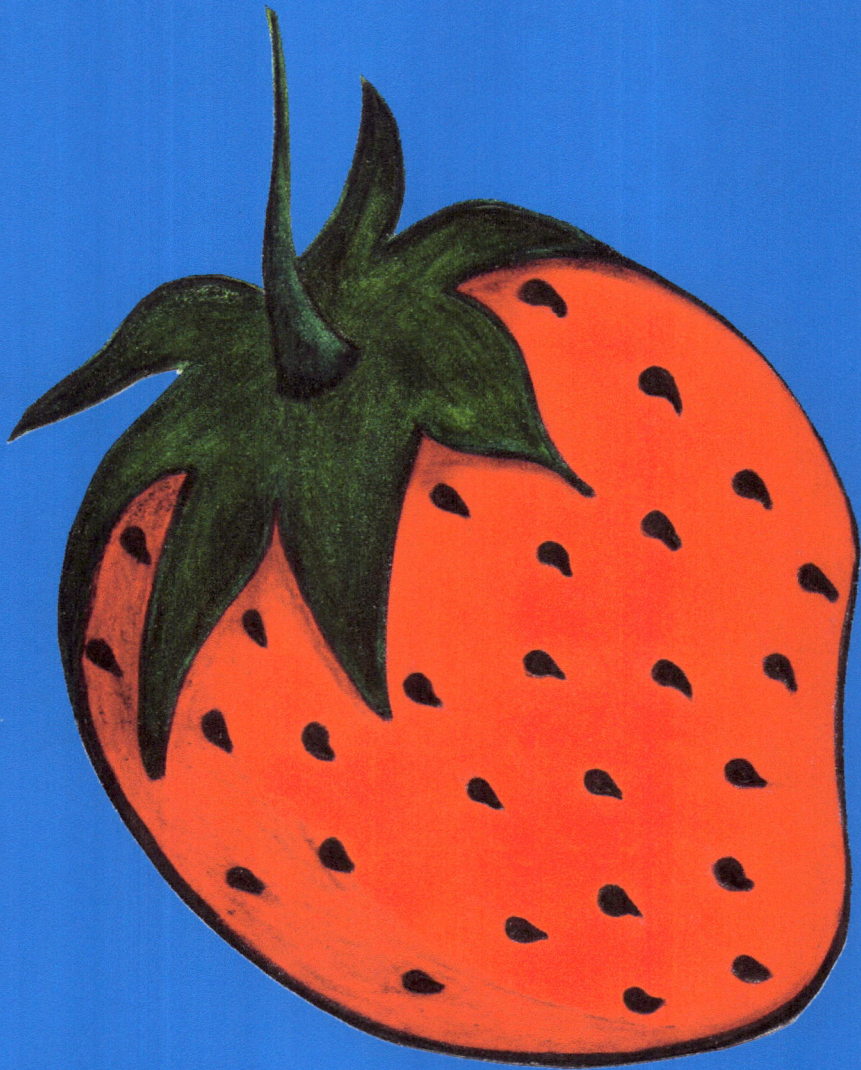

هندوانه (WATERMELON)

هِندَوانه میوه ای بسیار آبدار و شیرین است.

هِندَوانه دارای **ویتامین A** است که نَقشِ مُهِمی در سَلامتیِ پوست و مو و ناخُن های ما دارد.

هِندَوانه **ویتامین C** دارد که باعِث می شود ما کمتر سَرما بخوریم.

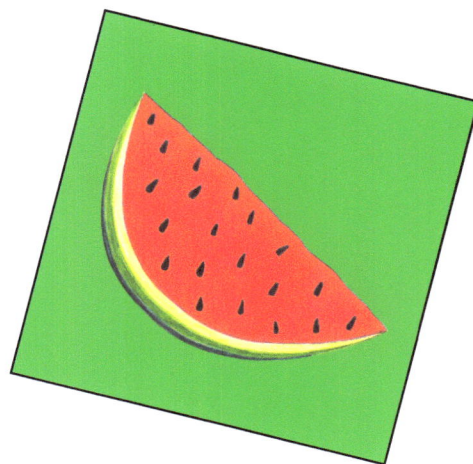

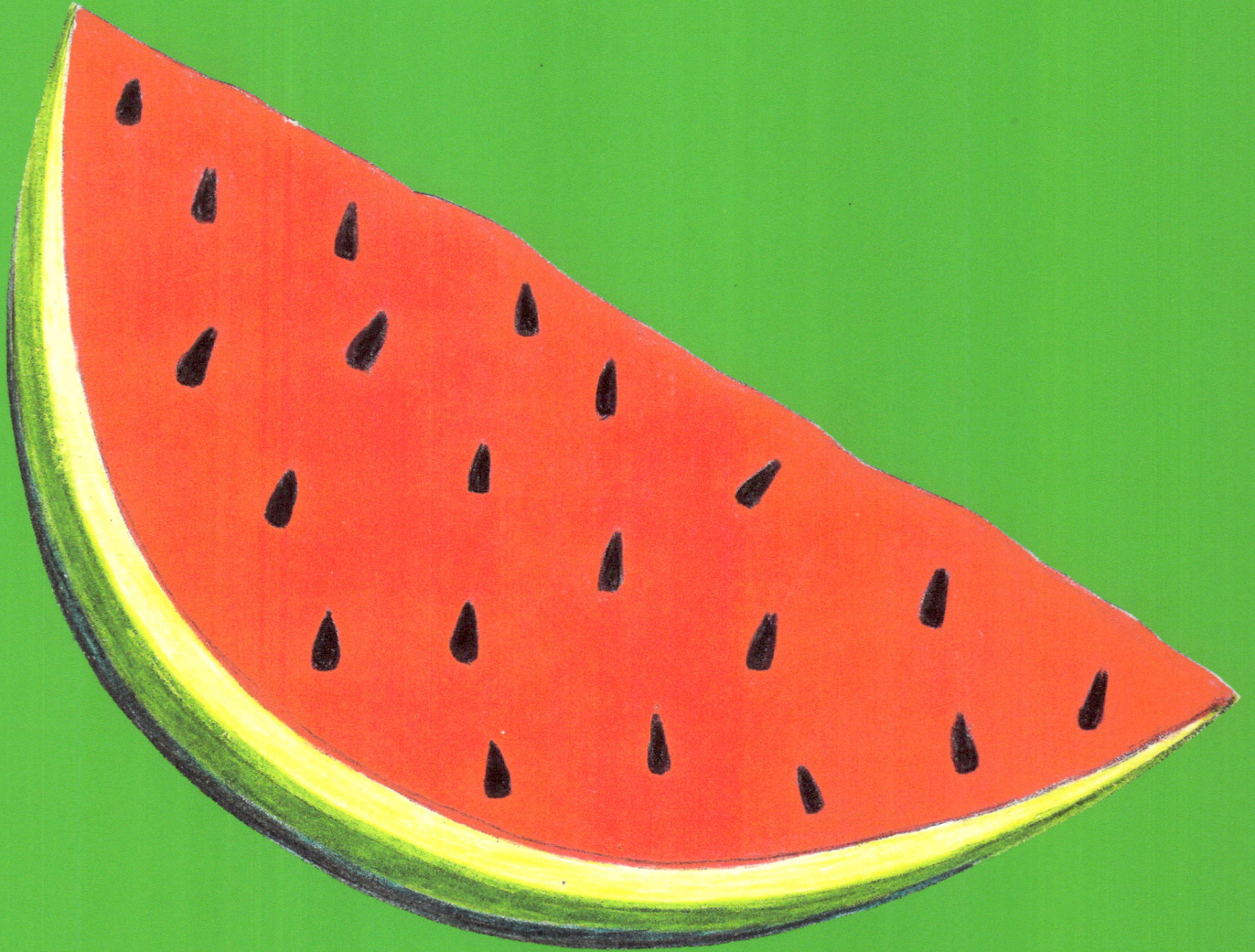

کیوی (KIWI)

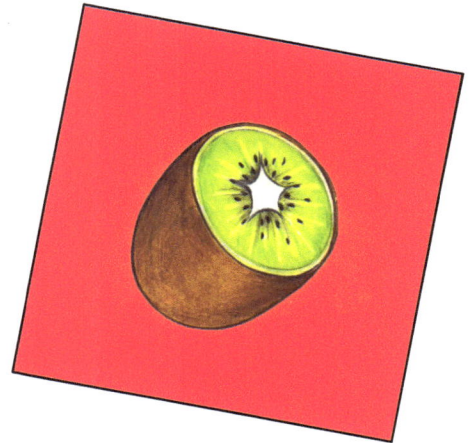

کیوی میوه ای لَذیذ ست که در اَصل از کِشوَرِ چین آمده است.

مُهِم ترین ویتامینِ کیوی **ویتامین C** است که بدن را مُقاوِم می کند تا بتوانیم با بیماری ها بجَنگیم.

کیوی مَنبَعِ بسیار خوبی از پُتاسیُم است، بنابراین خوردنِ کیوی باعِث می شود ماهیچه ها و قلب ما قَوی شوند.

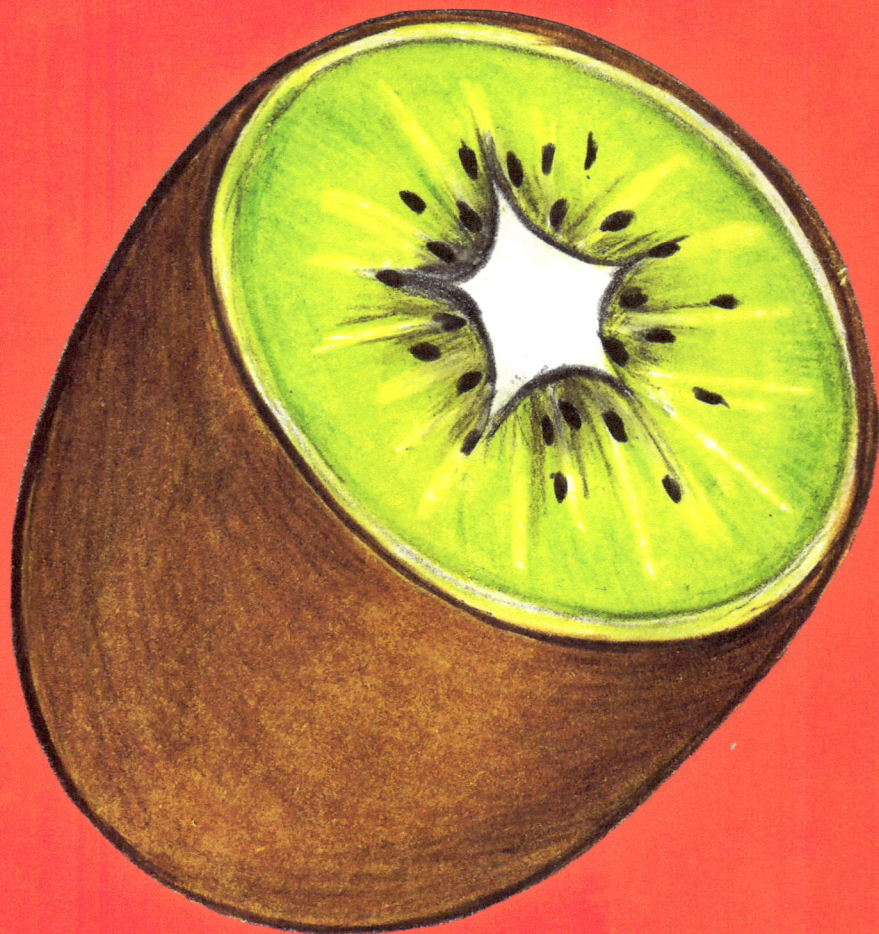

انگور (GRAPE)

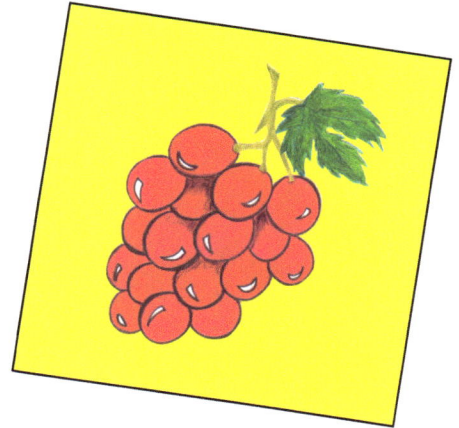

این میوه به مَلَکه ی میوه ها مَعروف است.

اَنگور سَرشار از **ویتامین E** است که در بدن مِثلِ **آنتی اُکسیدانت** عَمَل می کند و از بدن در مُقابِلِ مَوادِ زیان آوَرِ شیمیایی مُحافِظَت می کند. اَنگور سَرشار از اِنرژی است و خوردنِ آن به ما نیروی حَرِکت و فَعالیت می دهد.

مَوادِ مَعدَنیِ مُهِمِ اَنگور، **مَنیَزیُم** و **پُتاسیُم** هستند که ماهیچه های بدن را قَوی می کنند و کمک می کنند قلب ما به طورِ مُنَظّم کار کند. اَنگور هَمچِنین دارای **روی** است که برای رُشدِ ما لازم است و به خوب شدنِ زَخم های ما کمک می کند.

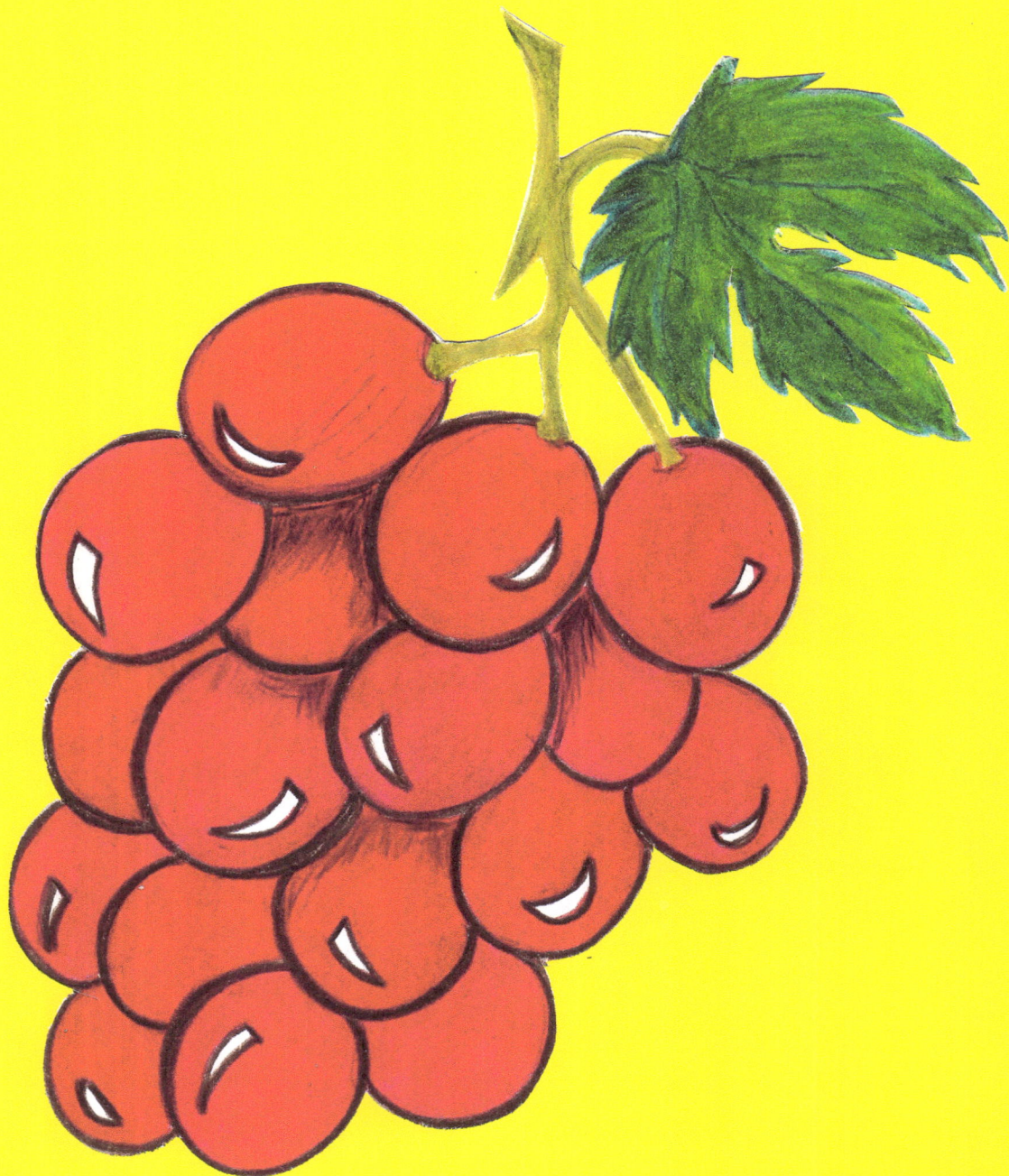

آناناس (PINEAPPLE)

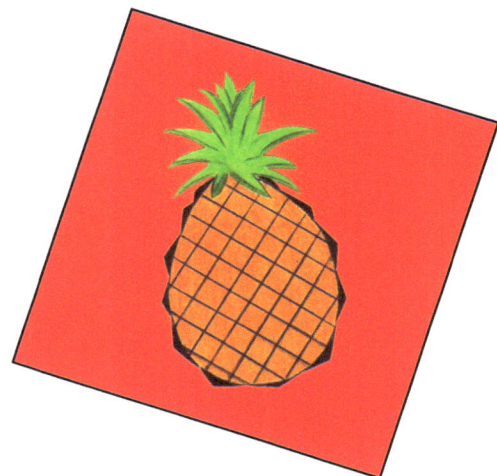

آناناس میوه ای آبدارست که در اَصل از کِشوَرهای آمریکای جُنوبی آمده است.

آناناس **ویتامین C** دارد که پوستِ ما را شَفاف و شاداب می کند و هَمچِنین سَرشار از **ویتامین های گروه B** است که ماهیچه های ما را قَوی می کنند و کمک می کنند که بدنِ ما بهتر خون بسازد.

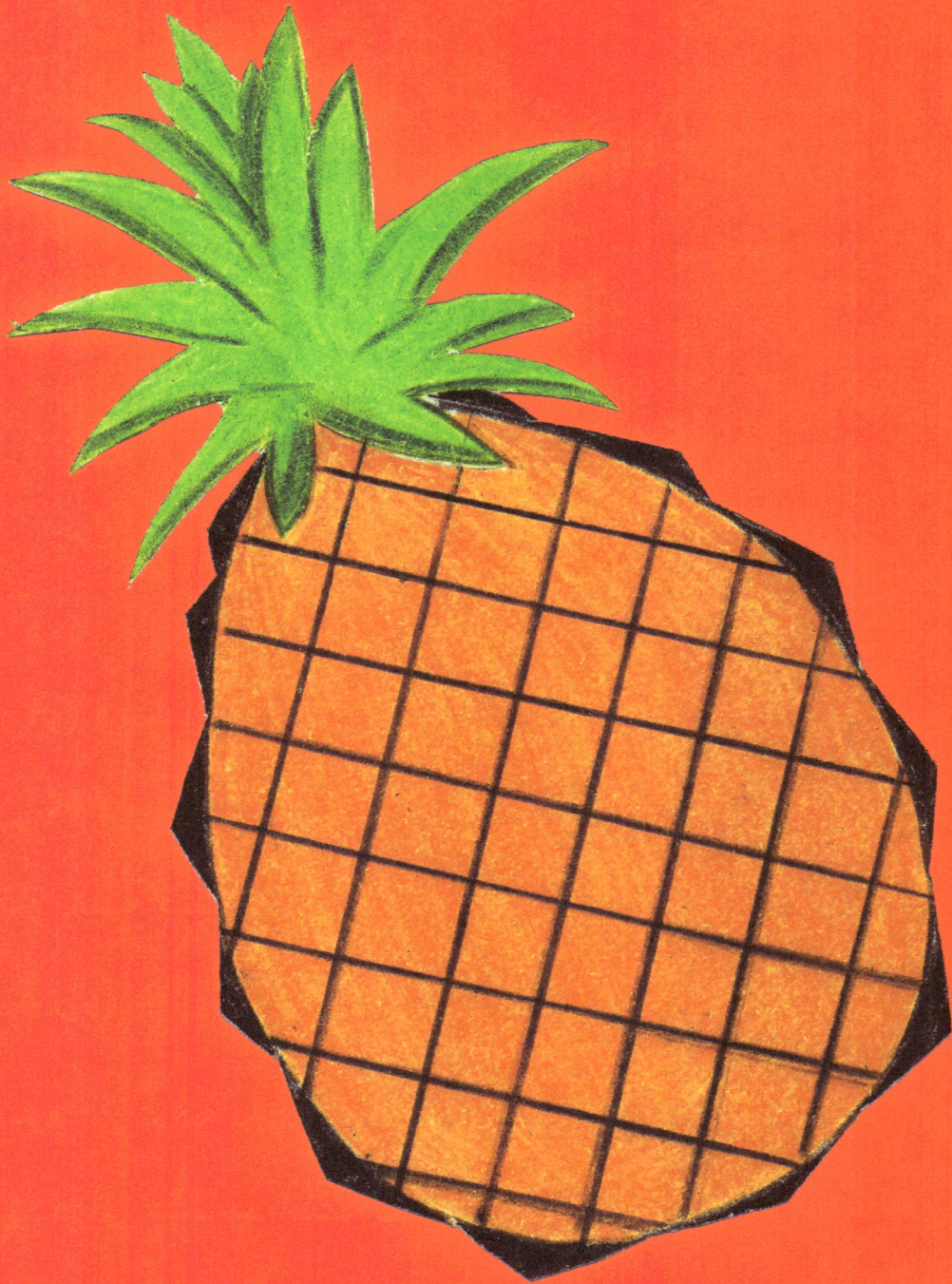

انار (POMEGRANATE)

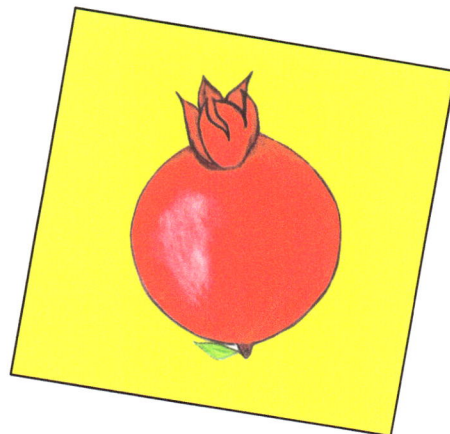

اَنار میوه ای خوشمَزه و سَرشار از مَوادِ مَعدَنی و ویتامین هاست.

اَنار دارای **ویتامین C** است که کمک می کند کمتر سرما بخوریم و **ویتامین K** دارد که باعِث می شود خونریزیِ زَخم های ما زودتر بَند بیاید. اَنار مَنبَعِ بسیار خوبی از **آنتی اُکسیدانت** هاست که از بدنِ ما در مُقابِلِ بیماری های خَطَرناک مُحافِظَت می کنند.

اَنار **کلسیُم** دارد که باعِث می شود اُستُخوان های ما قَوی باقی بمانند و هَمچِنین دارای **پُتاسیُم** است که برای قلب ما مُفید است.

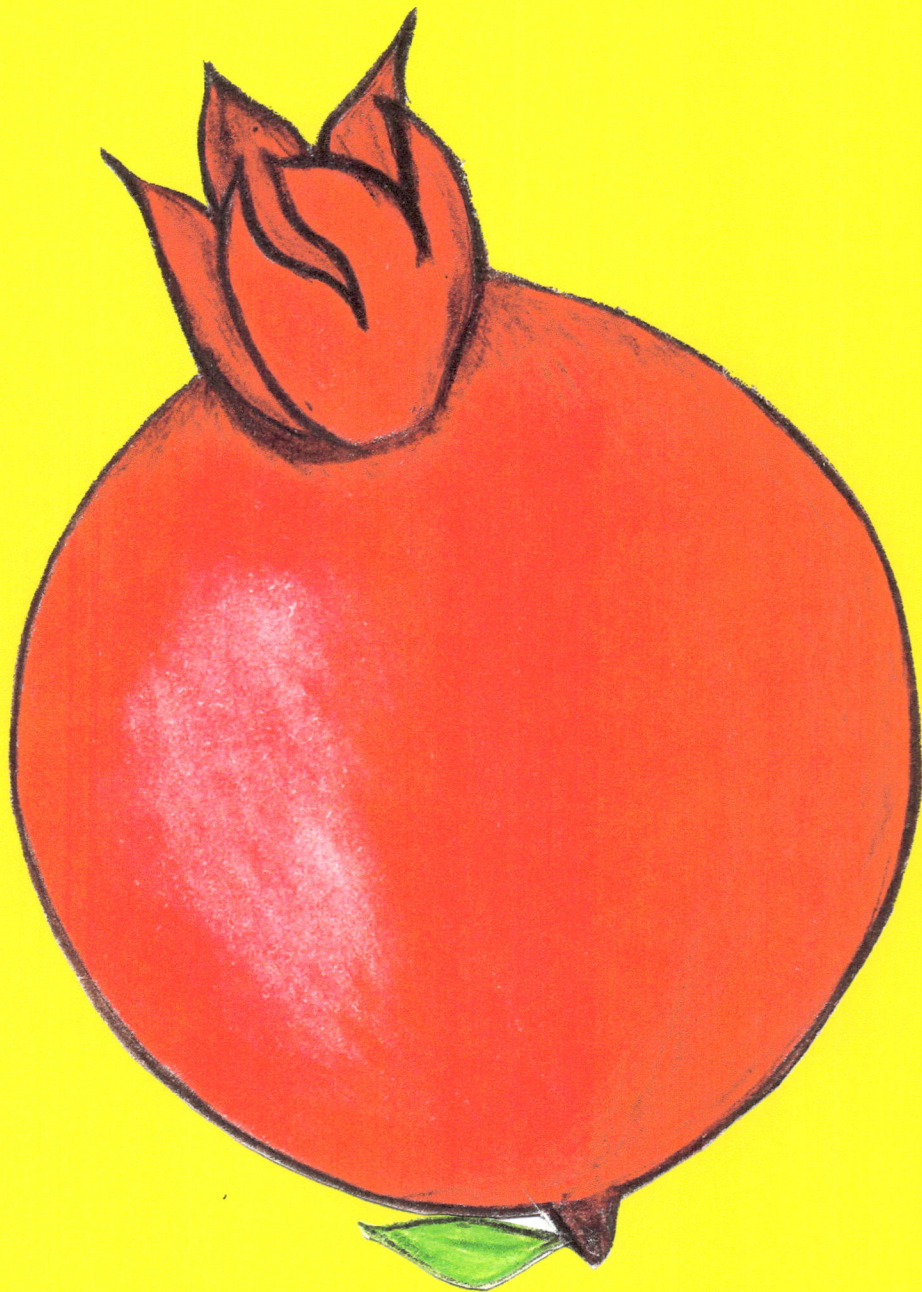

هلو(PEACH)

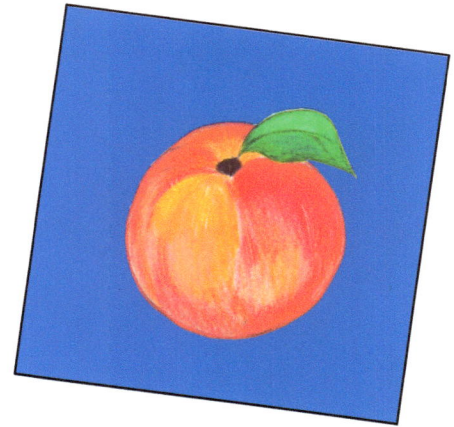

هُلو میوه ای نرم و لَذیذ ست که در اَصل از کِشوَرِ چین آمده است.

این میوه دارای **ویتامین A** است که باعِث می شود ما پوست و مو و ناخُن های سالِم داشته باشیم.

هُلو، دارای **ویتامین K** است که جُلویِ خونریزیِ زیادِ زَخم های ما را می گیرد.

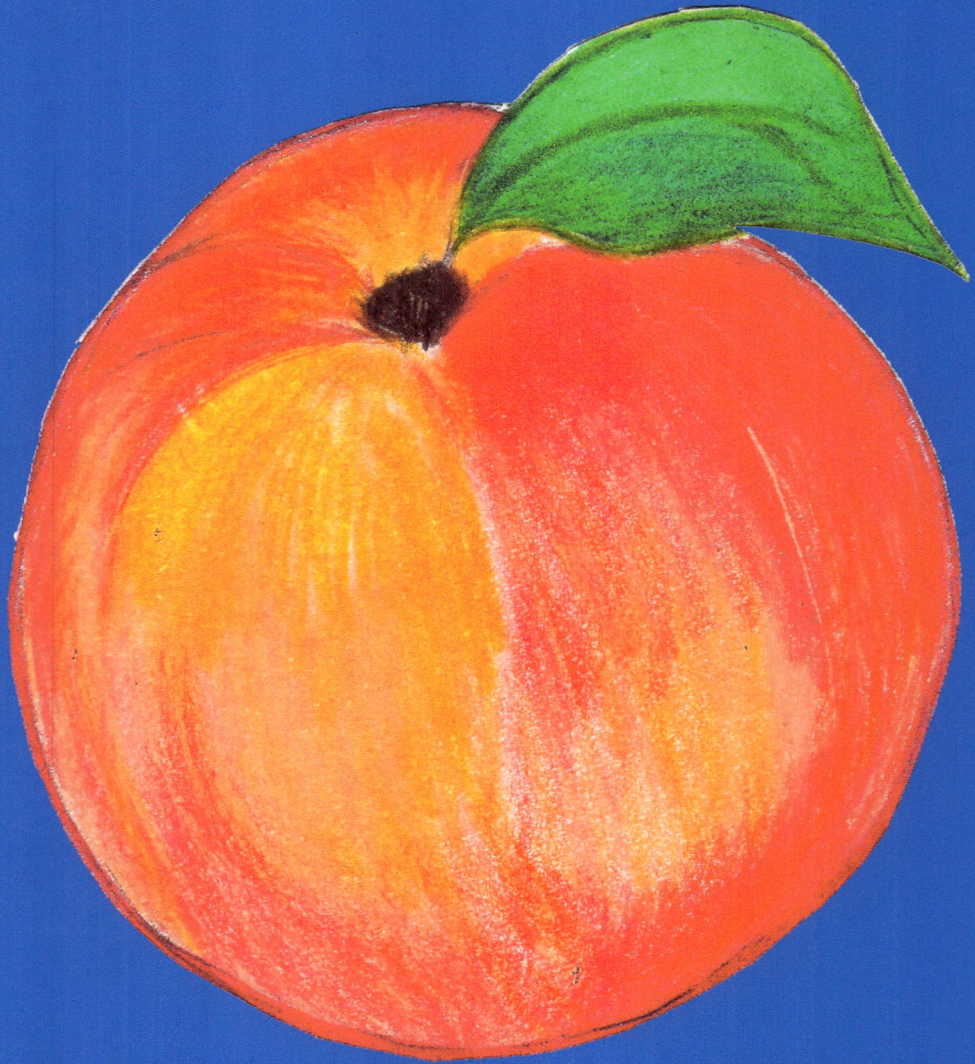

بیایید به این پُرسِش ها پاسُخ دهیم !

۱- ویتامین **A** برای بدنِ ما چه کار می کند؟

۲- پُرتِقال بیشتر ویتامین **C** دارد یا موز؟

۳- کُدام ویتامین به ما کمک می کند که در شب بِهتر ببینیم؟

۴- آنتی اُکسیدانت ها در بدنِ ما چه کار می کنند؟

۵- کُدام ویتامین کمک می کند که خونریزیِ زَخم های ما بَند بیاید؟

۳۴

واژه نامه

صفحه ی ۴   سَلامَتی = health
مَریض = sick
سَریع تر = faster
لِذّت ببریم (لِذّت بُردن) = to enjoy
سَرشار = full of

صفحه ی ۵   اِستِفاده کند (اِستِفاده کردن) = to use
باعِث می شوند (باعِث شُدن) = to cause
ماهیچه = muscle
خونسازی = making red blood cells

صفحه ی ۶   سیستِمِ ایمِنی = the immune system
جَذب کند (جَذب کردن) = to absorb
اُستُخوان = bone

صفحه ی ۷   عَمَل می کند (عَمَل کردن) = to act
زیان آوَر = harmful
آسیب برسانند (آسیب رساندن) = to harm
مُحافِظَت می کنند (مُحافِظَت کردن) = to protect
آلودِگی = pollution

صفحه ی ۷   سَرَطان زا = cancerous
خونریزی = bleeding
بَند بیاید (بَند آمدن) = to stop
صفحه ی ۸   ذَخیره می شود (ذَخیره شُدن) = to store
ضَرَبانِ قَلب = heart beats
مُنَظّم = orderly
صفحه ی ۹   اِضافه = extra
صفحه ی ۱۰   مَنبَع = source
صفحه ی ۱۲   تُرد = crunchy
ضَعیف شود (ضَعیف شدن) = to become weak
صفحه ی ۱۴   خوش طَعم = tasty
خَطَرناک = dangerous
صفحه ی ۱۶   آبدار = juicy
صفحه ی ۲۲   نَقش = role
صفحه ی ۲۴   لَذیذ = savory
مُقاوِم می کند (مُقاوِم کردن) = to make things strong
صفحه ی ۲۶   مَلَکه = queen
مَعروف = famous
صفحه ی ۳۰   مُفید = beneficial

بیوگرافی نویسنده :

لیلا کیانی فوق لیسانس رشته علوم و صنایع غذایی دانشگاه شهید بهشتی تهران است. بعد از مهاجرت به آمریکا در سال ۲۰۰۳ در کمپانی پروکوئست (Pro-Quest) با سمت ویراستار مقالات علوم طبیعی و علوم غذایی و تغذیه و پس از آن در کتابخانه ی علوم پزشکی آمریکا (National Library of Medicine “NLM”) با سمت نمایه ساز اطلاعات پزشکی و تغذیه مشغول به کار شده است.
لیلا کیانی همچنین به عنوان مشاور و مربی سلامت (Health Coach) در ایالت مریلند مشغول به فعالیت ست و به کودکان، بزرگسالان و خانواده ها یاری می دهد تا الگوهای بهتری را در زمینه ی مصرف مواد خوراکی برگزینند. آدرس وب سایت: www.leilakiani.com

بیوگرافی تصویرگر :

فرح فاطمی فارغ التحصیل رشته علوم تغذیه از دانشگاه شهید بهشتی تهران است. در کنار فعالیت های دیگر، بیش از ده سال است که به تدریس موسیقی (پیانو) و آموزش نقآشی به کودکان و بزرگسالان اشتغال دارد. فرح فاطمی تاکنون چندین نمایشگاه نقآشی گروهی و خصوصی در گالری های هنری تهران برگزار کرده است؛ از جمله آنها، نمایشگاه گروهی هنرمندان و مجسمه سازان ایرانی، با هدف حمایت از زلزله زدگان ژاپن بوده است.

References:

William Sears, Martha Sears and Christie Watts Kelly, (Sep 1, 2002). Eat Healthy, Feel Great. New York, Little, Brown and Company

Dietary fiber: Essential for a healthy diet
http://www.mayoclinic.com/health/fiber/NU00033/METHOD=print

Antioxidants: Beyond the Hype
http://www.hsph.harvard.edu/nutritionsource/antioxidants/

Vitamin C
http://www.cancer.org/treatment/treatmentsandsideeffects/complementaryandalternativemedicine/herbsvitaminsandminerals/vitamin-c

Vitamins and Minerals
http://kidshealth.org/PageManager.jsp?dn=KidsHealth&lic=1&ps=207&cat_id=20132&article_set=21003

Vitamins
http://www.nlm.nih.gov/medlineplus/vitamins.html

Vitamins
http://kidshealth.org/teen/misc/vitamin_chart.html

کتاب های منتشر شده در مجموعه پیش دبستانی

Books Published in the Pre-school Series

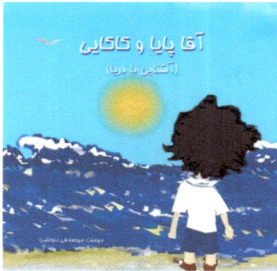

Sea

آقا پایا و کاکایی

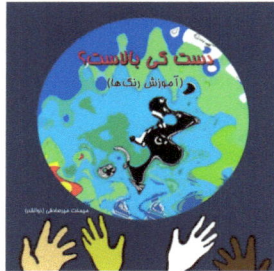

Colors

دست کی بالاست؟

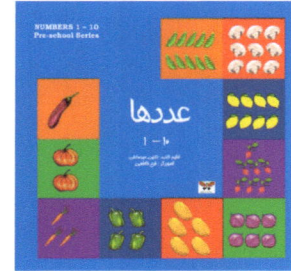

Numbers (1 – 10)

عددها (۱۰ – ۱)

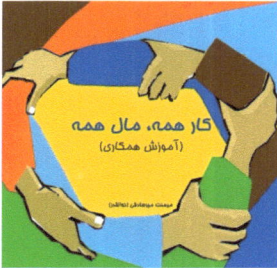

Co-operation

کار همه، مال همه

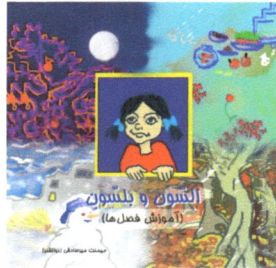

Seasons

الشون و بلشون

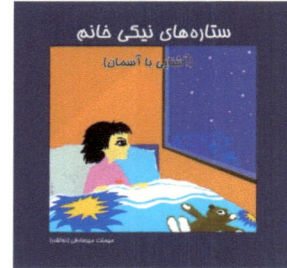

Sky

ستاره های نیکی خانم

کتاب های منتشر شده در مجموعه نوآموز

Books Published in the Beginning Readers Series

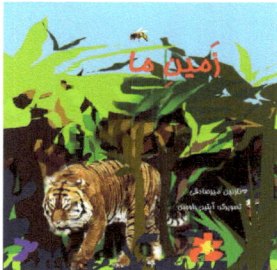

Our Earth
Level 1

زمین ما

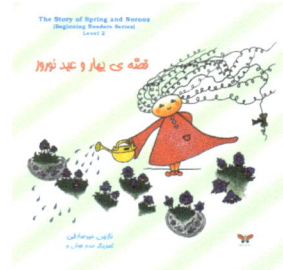

The Story of Bahar & Norooz
Level 2

قصه ی بهار و عید نوروز

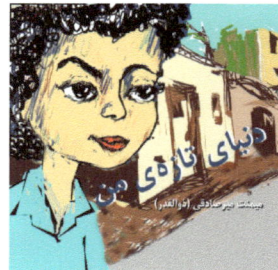

My New World
Level 2

دنیای تازه ی من

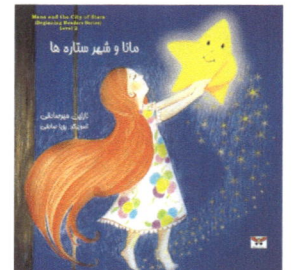

Mana & the City of Stars
Level 2

مانا و شهر ستاره ها

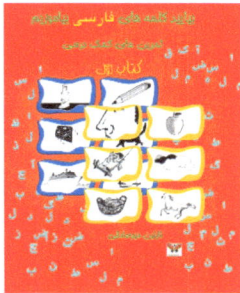

کتاب های منتشر شده در مجموعه کمک درسی

Books Published in the Activity Books Series

Let's Learn Persian Words Book 1

بیایید کلمه های فارسی بیاموزیم

کتاب اوّل

Let's Learn Persian Words Book 2

بیایید کلمه های فارسی بیاموزیم

کتاب دوّم

Let's Learn Persian Verbs

بیایید فعل های فارسی بیاموزیم

کتاب های منتشر شده در مجموعه دنیای دانش

Books Published in the World of Knowledge Series

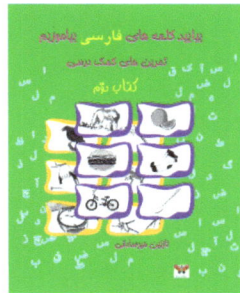

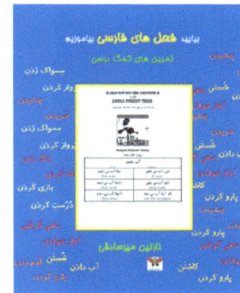

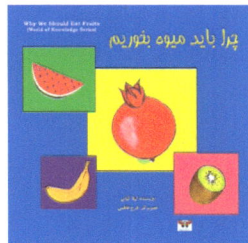

Why Should We Eat Fruits

چرا باید میوه بخوریم

سایر کتاب های منتشر شده در نشر بهار

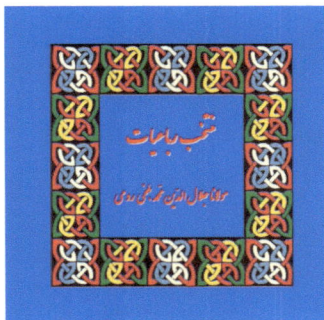

Rubaiyat of Rumi

منتخب رباعیات جلال الدین محمد رومی

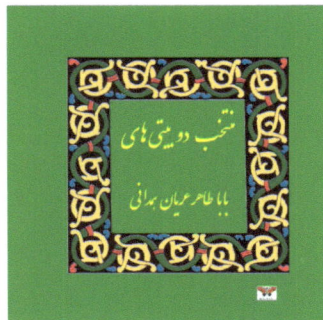

Couplets of Baba Taher

منتخب دو بیتی های بابا طاهر عریان

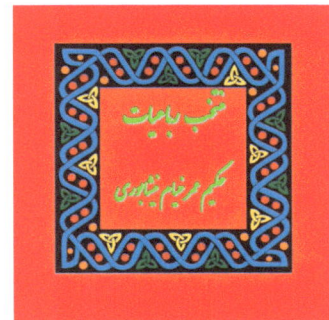

Rubaiyat of Omar Khayyam

منتخب رباعیات عمر خیام نیشابوری

I0115129

www.ingramcontent.com/pod-product-compliance
Lightning Source LLC
Chambersburg PA
CBHW060833270326
41933CB00002B/74

9781939099150